KALORIEN

MUNDGERECHT

FÜR

UNTERWEGS

UMSCHAU VERLAG · FRANKFURT AM MAIN

© 1988 by Nestlé Deutschland AG, Ernährungsberatung, Frankfurt am Main
Vertrieb durch Umschau Buchverlag Breidenstein GmbH

6. überarbeitete Auflage, 1994

Gesamtherstellung:
Brönners Druckerei Breidenstein GmbH.
Frankfurt am Main · Printed in Germany

Inhalt

Zu diesem Buch

Mit dem handlichen Büchlein

KALORIEN mundgerecht für unterwegs

macht Ihnen der Umgang mit den Energiewerten auch unterwegs Spaß. Ob beim Essen im Restaurant, am Arbeitsplatz oder auf Reisen, das Kalorienzählen wird Ihnen leicht gemacht – die Kalorien werden Ihnen sozusagen mundgerecht serviert.

Selbst beim Einkauf ist mit „Kalorien Mundgerecht für unterwegs" eine schnelle Kontrolle gegeben.

Rund 1 040 Lebensmittel und Getränke, die man vorwiegend auch unterwegs verzehrt, sind im Tabellenteil erfaßt, und zwar praxisnah, d. h. pro Portion, Stück, Scheibe, Tasse, Glas, Eß- oder Kaffeelöffel – also pro Verzehreinheit – sozusagen in „mundgerechter" Form – in ihrem Kaloriengehalt aufgeführt.

Ernährungs-Information

Grundkenntnisse über eine richtig zusammenge-
setzte Ernährung sind für einen modernen Menschen unentbehrlich. Zum Aufbau und zur Erhal-
tung der Körperfunktionen, wie auch zur Lieferung
der Energie werden die in der Nahrung enthaltenen
Nährstoffe benötigt. Nährstoffe sind: Eiweiß bzw.
Protein, Fett und Kohlenhydrate sowie Ballaststoffe,
Vitamine und Mineralstoffe.

Die Nährstoffe

Der Anteil der Nährstoffe an der täglichen Energie-
zufuhr sollte betragen: 12–15% Eiweiß
25–30% Fett
55–60% Kohlenhydrate

Die Ballaststoffzufuhr sollte mind. 30 g pro Tag betragen.

Was man über Kalorien wissen sollte

Kilokalorien (kcal)

stammt von dem lat. Wort „calor" und bedeutet
Wärme. Eine Kilokalorie ist die Energiemenge, die
notwendig ist, um 1 Liter Wasser um 1 Grad zu er-
wärmen.
Die Einheit „Kilokalorie" ist aufgrund intern. Verein
barungen durch die Einheit „Kilojoule" ergänzt wor-
den.

Kilojoule (kJ) – was ist das?

Die Bezeichnung Joule geht auf den englischen Physiker J. P. Joule (sprich: Dschul) zurück.

Es ist ein Maß für Energie: Es entspricht der Arbeit, 1 kg in einer Sekunde einen Meter weit zu bewegen. Kilojoule wird seit langem international von der Wissenschaft verwendet, und seit 1. Januar 1978 wird in allen EG-Ländern auch mit diesen Werten gerechnet. 1 Kilokalorie – 4,184 Kilojoule
                                                          1 Kilojoule – 0,239 Kilokalorie

Als Faustregel zur Umrechnung gilt:

Kilokalorienwerte mit dem Faktor 4 multiplizieren ergibt die Kilojoulewerte.

Energiegehalt der Nährstoffe

1 g Eiweiß		17 kJ	4 kcal
1 g Fett		37 kJ	9 kcal
1 g Kohlenhydrate	liefert	17 kJ bzw.	4 kcal
1 g Alkohol		29 kJ	7 kcal
1 g organ. Säure (Frucht-, Milch-, Essigs.)		13 kJ	3 kcal
1 g Zuckeraustauschstoff (Sorbit, Xylit, Isomalt, Maltit)		10 kJ	2,4 kcal

Und ob man nun seine Nahrungszufuhr nach Kilokalorien oder nach Kilojoule berechnet, wer sich richtig ernähren will, für den gilt:

– nicht zu fett, – nicht zu süß, nicht zu salzig
– mehr ballaststoffreiche Lebensmittel
– weniger alkoholische Getränke
– nicht zuviel – aber vielseitig und
– Kontrolle durch KALORIEN MUNDGERECHT

Energiebedarf

Der Energiebedarf des einzelnen Menschen hängt von verschiedenen Faktoren ab, wie z. B.: Geschlecht, Alter, Körpergröße, Körpergewicht, Klima, Art der körperlichen Tätigkeit, Stoffwechselsituation. Er setzt sich zusammen aus dem Grundumsatz und dem Leistungsumsatz.

Der *Grundumsatz* ist die Energiemenge, die der Körper bei völliger Ruhe und gleichbleibender Umgebungstemperatur zur Aufrechterhaltung lebensnotwendiger Funktionen (Atmung, Kreislauf, Stoffwechsel) innerhalb von 24 Stunden verbraucht.

Der *Leistungsumsatz* richtet sich nach der Dauer und Schwere der körperlichen Tätigkeit – unterteilt in leichte, mittelschwere und schwere Tätigkeit.

Energieaufnahme – Körpergewicht

Täglich sollte im Durchschnitt nur soviel Energie zugeführt werden, wie man durch körperliche Tätigkeit und Stoffwechselvorgänge verbraucht. Wird mehr zugeführt als der Körper verbraucht, so kommt es zum Fettansatz und damit zur Gewichtszunahme.

Die tägliche Energiemenge muß so bemessen sein, daß zumindest das Normalgewicht erhalten bleibt bzw. daß ein Normalgewicht erreicht wird.

Hinweise für den täglichen Energiebedarf findet man auf der vorderen Innenseite des Umschlages.

Normalgewicht – Idealgewicht

Normal- und Idealgewicht (nach Broca) lassen sich für gesunde Erwachsene nach folgender Formel berechnen:

Normalgewicht in kg

=

Körperlänge in cm minus 100
(z. B. 170 cm Körperlänge – 100 = 70 kg)

Männer
Idealgewicht in kg

=

Normalgewicht minus 10%
(z. B. 170 cm Körperlänge –100 = 70 kg–10% = 63 kg)

Frauen
Idealgewicht in kg

=

Normalgewicht minus 15%
(z. B. 170 cm Körperlänge –100 = 70 kg–15% = 59,5 kg)

Übersteigt das Körpergewicht das Normalgewicht, so beginnt der Bereich des Übergewichts, und das Risiko für die Entstehung vieler Krankheiten – Herz-Kreislauf-Erkrankungen, Diabetes mellitus, Gicht, Fettstoffwechselstörungen – nimmt zu. Durch Gewichtsabnahme kann in vielen Fällen eine Besserung von Stoffwechselstörungen und eine Verminderung von Risikofaktoren (Bluthochdruck, erhöhte Blutzucker- oder Blutfettwerte, erhöhte Harnsäurewerte) erreicht werden.

Die Deutsche Gesellschaft für Ernährung gibt zum Körpergewicht folgende Empfehlungen:

- Idealgewichtige Erwachsene sollten bestrebt sein, ihr Körpergewicht zu halten.

- Übergewichtige Erwachsene (plus 20% über Normalgewicht) sollten – auch ohne Risikofaktoren – ihr Körpergewicht reduzieren.

- Erwachsene mit geringem Übergewicht (plus 10%–20% über Normalgewicht) sollten ärztlicherseits das Auftreten der genannten Risikofaktoren in regelmäßigen Abständen kontrollieren lassen und gegebenenfalls – durch Gewichtsreduktion – behandeln.

Energieverbrauch je nach Tätigkeit

Lebensmittel	Kilo- joule (kJ)	Kiloka- lorien (kcal)	verbraucht durch
1 Ei, Gew. Kl. 4	350	85	1,4 Stunden Autofahren
1 Brötchen, 45 g	485	115	20 Minuten Schwimmen
2 Gl. Likör, 4 cl	550	130	25 Minuten Gymnastik
1 Piccolo Sekt, 0,2 l	760	180	22 Minuten Treppauf gehen (60 Stufen/ Min.)
1 Fl. Bier, 0,5 l	1005	240	45 Minuten Tischtennis
1 Port. Pomm. frites, 150 g	1325	320	2 Stunden Autowaschen
1 Stück Buttercreme- torte, 120 g	1720	410	31 Minuten Fußball
1 Tafel Schokolade	2260	535	3 Stunden Radfahren
1 Pizza, mittelgr.	3795	910	1,5 Stunden Ski-Langlauf
2 Stück Stollen, 200 g	3170	760	1 Stunde Bergsteigen

Abkürzungen

bel.	=	belegt
ca.	=	cirka
cl	=	Zentiliter
Drs.	=	Dressing
EL	=	Eßlöffel
F.	=	Fett
Fertigprod.	=	Fertigprodukt
F.i.Tr.	=	Fett in der Trockenmasse
Fl.	=	Flasche
g	=	Gramm
geh.	=	gehäuft
Gew.-Kl.	=	Gewichts-Klasse
gestr.	=	gestrichen
gr.	=	groß
Gl.	=	Glas
ges.	=	gesüßt
gez.	=	gezuckert
i. D.	=	im Durchschnitt
intern.	=	international
kcal.-red.	=	kalorienreduziert
kcal	=	Kilokalorien
kg	=	Kilogramm
KG	=	Körpergewicht
kJ	=	Kilojoule
KL	=	Kaffeelöffel

kl.	=	klein
konz.	=	konzentriert
l	=	Liter
lat.	=	lateinisch
m.	=	mit
mind.	=	mindestens
mittelgr.	=	mittelgroß
ml	=	Milliliter
Msp.	=	Messerspitze
na.-arm	=	natriumarm (kochsalzarm)
o.	=	ohne
od.	=	oder
o. Sch.	=	ohne Schale
Pck.	=	Packung oder Päckchen
pik.	=	pikant
Port.	=	Portion
Spez.	=	Spezial
TL	=	Teelöffel
TK	=	Tiefgefrierkost
u.	=	und
v. d.	=	vor dem
veget.	=	vegetarisch
zub.	=	zubereitet

Erläuterung

Die Angaben der Nährstoffe, Kilokalorien und Kilojoule beziehen sich auf den eßbaren Anteil der Lebensmittel. Die Energieangaben sind leicht auf- bzw. abgerundet. Für die Berechnung der Kilojoule-Werte (kJ) wurden keine auf- bzw. abgerundeten Kilokalorienangaben zugrunde gelegt, so daß bei gleicher Kilokalorienzahl der jeweilige Kilojoule-Wert differieren kann.

Die angegebenen Werte sollen wichtige Hinweise für den täglichen Umgang mit Speisen und Getränken liefern, sie sind nicht als Material für wissenschaftliche Ausarbeitungen gedacht.

Bei den zubereiteten Lebensmitteln (z. B. 1 Stück Kuchen, 1 Port. Pudding) erfolgte die Berechnung nach üblichen Rezepturen der Standard-Kochbuchliteratur. Diese Angaben sollen lediglich als Orientierungshilfe dienen und erheben keinen Anspruch auf hundertprozentige Genauigkeit, da die verschiedenen Zutaten und Mengenangaben von Rezept zu Rezept variieren können.

Milch und Milchprodukte	kcal	kJ
Kuhmilch, Trinkmilch, 3,5% F., 1 Tasse, ⅛ l	80	340
Buttermilch, 1 Becher, 0,2 l	70	290
Fettarme Milch, 1,5% F., 1 Glas, 0,2 l	95	390
Dickmilch, 1,5% F., Nestlé, 250 g, ½ Becher	125	515
Schüttelshake Bärenmarke 0,2 l	160	685
Sahne – Schlags., ges., 1 Port., 25 g	90	360
Gourmet Schlagsahne, gez., 1 EL, 7 g	25	100
Schlagschaum, zubereitet, 1 EL, 15 g	30	130
Kondensmilch – pro Tassen-Packung		
„Die leichte 4", Tassenpack., 7,5 g	10	40
Bärenmarke, 10% F., Tassenpack., 7,5 g	15	60
Milchmädchen, gez. Kondensmilch,		
1 KL, 6 g	15	65
Milchpulver		
Coffee-mate, Kaffeeweisser, 1 KL, 3 g	20	85
„Milli" Kaffeemilch in Pulverform, 1 KL, 3 g	20	85
Magermilchpulver, Glücksklee, 1 EL, 8 g	30	125
Joghurt und Kefir pro Becher		
Bioghurt, mind. 3,7% F., 150 g	90	390
„Der Milde"-Joghurt pur, 3,7% F., 150 g	90	390
Fettarmer Joghurt, 1,5% F., 150 g	75	315
Kefir, 1,5% F., 125 g	70	295
Magermilch-Joghurt, 0,3% F., 150 g	65	285
Sahne-Joghurt, 10% F., 150 g	185	780

Joghurt und Käse

	kcal	kJ
Joghurt mit Früchten pro Portion		
Bioghurt „Der Milde auf Frucht" 3,7% F.	145	605
„Der Lecker Frucht. Light", 1,5% F., 150 g	85	355
Fettarmer Joghurt Müsli Light,		
1,5% F., 150 g	95	400
„Der Milde" Bioghurt 3,7% F, Mocca	160	690
Erdbeer, Vanilla	145	605
Schoko, Nuß, 150 g	180	750
Frühstücks-Joghurt, 3,7% F., 150 g	180	760
Magermilch-Joghurt m. Früchten, 150 g	110	445
Sahne-Frucht-Joghurt, 150 g	225	955
Vanille-Joghurt auf Frucht, Nestlé, 150 g	175	750
Frischkäse pro Pck. od. Port.		
Doppelrahm-Frischkäse, 30 g	110	470
Cottage cheese, 1 geh. EL, 40 g	40	175
Frischkäse und Zubereitungen		
Rahmfrischkäse, 50% F. i. Tr., 30 g	80	340
Speisequark, mager, 1 geh. EL, 30 g	20	90
Fruchtquark, 0,3% F. i. Tr., 200 g-Pck.	130	540
Speisequark, 20% F. i. Tr., 100 g	110	460
Fruchtquark, 20% F. i. Tr., 100 g	125	520
Fruchtquark, 40% F. i. Tr., 100 g	175	730
Kräuterquark, 10% F. i. Tr., 100 g	90	385
Kräuterquark, 40% F. i. Tr., 100 g	150	635

Käse	kcal	kJ
Frischkäse und Zubereitungen		
Schafskäse, 40% F. i. Tr., 30 g	70	285
Hartkäse – pro Scheibe – 30 g		
Appenzeller, 50% F. i. Tr.	120	500
Chester/Cheddar, 50% F. i. Tr.	120	500
Emmentaler, 45% F. i. Tr.	115	485
Parmesan, gerieben, 1 geh. KL, 8 g	30	125
Sauermilchkäse – pro Portion – 30 g		
Hand-, Korb-, Spitz-, Harzer-, Mainzer-Käse,		
Quargel, Stangen-Käse, 0,5% F. i. Tr.	40	170
Schmelzkäse – 1 Ecke – 31,25 g		
Schmelzkäse, 45% F. i. Tr.	85	350
Schmelzkäse, 60% F. i. Tr.	100	420
Schmelzkäsezubereitung – pro Ecke		
Kochkäse, 10% F. i. Tr., 30 g	40	165
Kochkäse, 20% F. i. Tr., 30 g	60	250
Schnittkäse – pro Scheibe – 30 g		
Bavaria Blue, 50% F. i. Tr.	115	470
Butterkäse, 50% F. i. Tr.	105	430
Danablu (dän.), 60% F. i. Tr.	115	470
Danbo (dän.), 50% F. i. Tr.	105	440
Edamer, 45% F. i. Tr.	110	445
Estron, 45% F. i. Tr.	100	420
Gorgonzola, Roquefort, 50% F. i. Tr.	110	450

Käse	kcal	kJ
Schnittkäse – pro Scheibe – 30 g		
Gouda, 45% F. i. Tr.	110	460
Toast-Scheiblette, 45% F. i. Tr., 20 g	65	270
Tilsiter, 45% F. i. Tr.	110	445
Weichkäse – pro Portion – 30 g		
Briekäse, 50% F. i. Tr.	105	435
Camembert, 60% F. i. Tr.	115	470
Limburger Käse 40% F. i. Tr.	80	340
Münsterkäse, Romadur, 45% F. i. Tr.	90	365
Käse, fettreduziert, 1 Scheibe, 30 g		
Appenzeller, 15% F. i. Tr.	90	270
Edamer, 10% F. i. Tr.	40	165
Käse-Fondue – pro Portion		
Käse-Fondue, selbstzubereitet		
(150 g Käsemischung u. 200 g Brot)	1065	4470
Gerber Fondue, gebrauchsfertig, ½ Pck.,		
200 g und 200 g Brot	1430	6025
Gebackener Camembert, 100 g	265	1120
Raclette – pro Portion		
Raclettkäse 250 g, Pellkartoffeln 250 g		
u. süß-saure Beilagen	960	4030
Käse – „Du darfst" – pro Portion		
Camembert, 30 g	75	310
Naturkäsescheiben, 30 g	80	340

Fette und Speiseöle

	kcal	kJ
Aufstrichfette		
Butter, 1 Portion, 20 g	150	620
Butter, flüssig, 1 EL, 12–15 g	110	460
Diät-Margarine, becel, 1 Port., 20 g	140	595
Erdnußmus, 1 gestr. EL, 12–15 g	100	420
Gänseschmalz, 1 gestr. EL, 10 g	90	375
Halbfettmargarine, 40% F., 1 Port., 20 g	75	310
Kräuterbutter, 10 g	75	310
Margarine, 1 Port., 20 g	140	595
Milchhalbfett, 40% F., 1 Port., 20 g	80	320
Fette + Öle		
Butterschmalz, 1 gestr. EL, 10–12 g	105	440
Diät-Pflanzencreme, becel, 10 ml	65	280
Distel-/Safloröl, Dr. Ritter; 1 EL, 12 g	105	140
Erdnußfett, 25 g	220	915
Kokosfett, 1 Würfel, 25 g	220	920
Lebertran, 1 EL, 15 g	135	565
Mayonnaise, 80% F., 1 EL, 25 g	180	760
Schweineschmalz, 1 gestr. EL, 15 g	135	565
Oliven-/Sojaöl, 1 EL, 12 g	110	450
Sonnenblumenöl, Thomy, 1 KL, 3–4 g	30	135

Eier und Eierspeisen	kcal	kJ
Eier		
1 Ei, 58–60 g, Gew.-Kl. 4	85	350
1 Eigelb, 19 g	70	285
1 Eiweiß, 30–40 g,	20	80
1 Entenei i.D.	170	700
Eipulver		
diät-dotterfrei, 1 Port., 12,5 (= 1 Ei)	75	305
Tinovo – statt Ei – 1 Port. 12,5 g (= 1 Ei)	70	290
Trockenvollei, 1 geh. EL, 10 g	60	245
Eierzubereitungen		
Crépes, 1 Port., 200 g	440	1665
Eierpfannkuchen, 2 Stück ohne Zucker	440	1840
Eiersalat, 100 g	330	1385
Kaiserschmarrn, 1 Portion, 250 g	690	2875
Obsteierkuchen, 1 Stück o. Zucker	250	1045
Omelett, 1 Stück (2 Eier u. Fett)	410	1720
Rührei, Spiegelei, 1 Stück (mit 5 g Fett)	120	495
Salzburger Nockerln, 1 Port., 200 g	420	1740
Schaum-Omelett, 1 Stück	145	605
Verlorene Eier, 1 Port., 2 Eier	190	800
Waffeln (Rührteig), 1 Portion, 200 g	570	2385

Fleisch und Fleischwaren	kcal	kJ
pro Portion, 125 g Rohgewicht		
Hammelfleisch		
Keule	295	1240
Kotelett	435	1835
Schnitzel	165	690
Kalbfleisch		
Brust	165	695
Filet	120	505
Kotelett	135	570
Schnitzel	130	540
Rindfleisch		
Brust	305	1280
Filet	150	635
Roastbeef, Lende	165	680
Lammfleisch/Schaffleisch i. D.	280	1175
Schweinefleisch		
Eisbein (Haxe)	235	975
Filet	135	555
Kotelett	220	915
Schnitzel	135	555
Hackfleisch		
Gemischtes Hack, 100 g	260	1090
Tatar (Rind, mager), 100 g	115	470
Mett, 100 g	320	1330

Fleisch und Fleischwaren	kcal	kJ
Innereien – pro Portion – 125 g		
Leber, Rind	150	630
Niere, Kalb	155	660
Zunge, Rind	260	1095
Erzeugnisse aus Fleisch		
Fleischbrühe, ⅛ l	20	80
Fleischsalat, 100 g	360	1520
Frikadellen, 150 g	300	1250
Markklößchen, 1 Klößchen, 25 g	100	415
Ragout fin (Dose), 125 g	225	945
Fleischwaren		
Bündner Fleisch, Rinderschinken, 30 g	75	320
Corned beef, 1 Scheibe, 30 g	65	270
Eisbeinfleisch in Aspik, 100 g	85	365
Kasseler Rippchen, 125 g o. Kn.	310	1285
Luncheon Meat, 30 g	90	375
Lachsschinken, 30 g	40	160
Schaschlik, 1 Spieß	200	840
Schinken gekocht, 30 g	60	260
Schinken roh, geräuchert, 30 g	115	475
Schinkenspeck, 30 g, durchwachsen	190	785
Schweinskopfsülze, 100 g	200	840
Speck, fett, gesalzen, 30 g	260	1080
Sülzkotelett, 200 g	260	1090

Wurstwaren	kcal	kJ
Bockwurst, 115 g	325	1350
Bratwurst, Schwein, 150 g	520	2175
Fleischkäse nach Stuttgarter Art, 125 g	435	1820
Fleischwurst am Stück, 125 g	375	1575
Frankfurter Würstchen, 100 g (1 Paar)	275	1145
Knackwurst, 100 g	355	1485
Münchner Weißwurst, 125 g	365	1525
Rindswurst, Herta, 100 g	300	1240
Wiener Würstchen, 70 g (1 Paar)	200	830
Aufschnitt pro Portion – 30 g		
Bierschinken, Herta	55	230
Blutwurst (Rotwurst)	120	510
Cervelatwurst extra, Herta	125	510
Gutsleberwurst extra, Herta	100	410
Jagdwurst, Mortadella	105	440
Kasseler	75	310
Leberwurst	130	535
Mettwurst	140	580
Schinkenwurst	110	465
Plockwurst	145	615
Salami	160	660
Schinkenwurst	110	465
Schlackwurst	130	560
Zungenwurst	115	485

Geflügel und Wild	kcal	kJ
pro Portion, 125 g Rohgewicht		
Ente	290	1215
Gans	435	1815
Huhn, Brathuhn, Hähnchen	175	725
Putenbrust/Putenschnitzel	140	585
Putenkeule	150	630
Wild/Geflügel, pro 125 g Rohgewicht		
Hase	150	625
Hirsch	150	620
Kaninchen	190	795
Reh, Rücken	160	670
Wildschwein, Keule	140	590
Fasan, Rebhuhn	170	720
Taube	220	915
Wildente	135	565
Geflügelwaren		
Gänseleberpastete, 1 EL, 25 g	80	335
Geflügel-Mortadella, 30 g	60	250
Geflügelsalat, 100 g („Hawaii")	300	1270
Puten-Fleischwurst, fettred., 30 g	55	225
Puten/Truthahnbrust, geräuchert, 30 g	35	145
Geflügelleberwurst	115	475
Geflügelgericht, McDonald's, pro Port.		
Chicken McNuggets, 6 Stück, 100 g	290	1200

Fisch und Fischwaren

	kcal	kJ
Fisch pro Portion – 150 g Rohgewicht		
Forelle	160	675
Goldbarsch, Rotbarsch	165	690
Heilbutt	160	670
Kabeljau, Dorsch	120	500
Karpfen	180	755
Scholle	120	505
Seezunge	130	545
Tintenfisch (Calamaris)	115	480
Fischwaren u. Delikatessen		
Aal, geräuchert, 50 g	170	700
Bismarckhering, 125 g	270	1125
Brathering, 125 g	260	1095
Bückling, geräuchert, ½ Fisch, 125 g	290	1205
Hering in Gelee, 1 Stück, 125 g	210	880
Heringsfilet, mariniert, 125 g	270	1125
Heringsfilet in Tomatensoße, 100 g	200	830
Heringssalat, 100 g	245	1040
Kaviar, echt, 1 KL, 5 g	15	55
Lachs, geräuchert, 50 g	45	185
Makrele, geräuchert, 50 g	115	480
Matjesfilet, 1 Filet, 80 g	215	895
Ölsardine, 1 abgetropfte Sardine, 25 g	75	315
Rollmops, 125 g	270	1120

Fischwaren u. Schalentiere	kcal	kJ
Sardelle (Anchovis), 1 Stück, 5 g	5	20
Schillerlocke, 100 g	310	1290
Sprotte, geräuchert 50 g	125	520
Thunfisch in Öl, 50 g	145	610
Wachteln, 100 g	105	430
Heringsfilet-Happen, Tino, 90-g-Dose		
Brathappen	190	790
Kräuter-Aspik	135	560
Tomaten-Creme	200	850
Na-arm in Fruchtsauce	180	775
in Dill-Kräuter-Sauce	185	780
Diät Spez. Senf-/Tomaten-Sauce	155	655
Krusten-, Schalen- und Weichtiere		
Hummer, ausgelöstes Fleisch, 100 g	85	355
Krabben (Garnelen), ausgelöst, 100 g	90	390
Krebsfleisch, 100 g	90	385
Krill, 100 g	75	320
Muscheln, ausgelöst, 100 g	55	225
Scampi (Langusten), ausgelöst, 100 g	90	370
Schnecken, 12 Stück mil		
25 g Kräuterbutter	245	1030
Seeohr, 100 g	125	520
Shrimps, ausgelöst, 100 g	90	390

Gemüse	kcal	kJ
pro Portion – 200 g geputzte Rohware		
Auberginen	45	200
Blumenkohl	50	200
Bohnen, grün	70	290
Broccoli	45	185
Chinakohl, Paksoi	20	95
Erbsen, grün	155	645
Fenchel, 1 mittelgr. Knolle	70	300
Gurke (Gemüse-, Salat)	25	100
Grünkohl (Braunkohl)	65	275
Kohlrabi	50	220
Lauch (Porree)	55	220
Möhren (Mohrrüben), Karotten	55	225
Paprikaschoten, Peperoni	40	165
Rosenkohl	95	395
Rotkohl (Blaukraut)	40	170
Schwarzwurzeln	30	115
Sellerie, (Knollen-)	45	185
Spargel	30	120
Spinat	30	125
Tomate, 1 Stück, 50 g	10	35
Weißkohl (Weißkraut)	50	200
Wirsingkohl (Savoyerkohl)	65	270
Zucchini	40	160

Gemüse	kcal	kJ
Salat – pro 50 g geputzte Rohware		
Chicorée, Radicchio, 100 g	10	45
Eisbergsalat (Eissalat)	20	90
Endivien (Eskarol), Feldsalat, Rapunzel	5	25
Kopfsalat	5	20
Gartenkresse, 25 g	10	50
Fertig-Salate, ohne Soße – pro 100 g		
Karottensalat, Krautsalat	40	160
Rote-Beete-Salat	35	150
Selleriesalat	30	115
Salate, McDonald's – pro Port.		
Chefsalat m. Haus-Dressing, 240 g	295	1230
Mexicanasalat m. Dressing, 245 g	220	910
Gemüsekonserven – pro 150 g		
Gemüsekonserven i. D.	55	225
Bambussprossen	25	100
Gewürzgurken, Salz-Dillgurken, 100 g	20	75
Kürbis, süß-sauer, 50 g	25	100
Maiskolben, Maiskörner	165	690
Mixed Pickles, 100 g	20	75
Relish, 1 EL, 20 g	20	80
Rote Bete	55	225
Sauerkraut	20	85
Sojabohnensprossen	80	330

Gemüse	kcal	kJ
Gemüsekonserven – pro 150 g		
Spargel, Libby's	20	85
Tomatenpaprika	40	170
Hülsenfrüchte – pro 60 g Rohgewicht		
Adzukibohnen	170	715
Bohnen, weiß, Saubohnen	175	740
Erbsen, gelb	190	800
Linsen	190	820
Linsensprossen, 50 g	210	890
Kichererbsen	210	885
Kidneybohnen	210	880
Sojabohnen	200	850
Sojakeime, Sojasprossen, 100 g	40	155
Tofu-„Sojaquark", 100 g	75	320
Wachtelbohnen	200	830
Pilze – pro Portion, 200 g Rohware		
Champignons	30	120
Morchel (Speisemorchel)	65	260
Pfifferlinge (Rehling)	45	190
Steinpilze	70	285
Trüffel, 5 g	5	25

Kartoffeln, Kartoffelgerichte kcal kJ

Kartoffeln – pro Portion

	kcal	kJ
Kartoffeln o. Schale, 200 g	140	580
Kartoffel, 1 Stück mittelgroß, 60 g	40	170
Süßkartoffeln (Batate), Yam, 200 g	190	780

Kartoffelgerichte, Knödel – pro Portion

	kcal	kJ
Bratkartoffeln 200 g, (15 g Fett)	320	1340
Bauernfrühstück, frisch zubereitet, 300 g	610	2560
Kartoffelbrei, 200 g	150	630
Kartoffelsalat, 250 g	210	875
Flocken-Püree, Maggi, zub. 200 g	185	780
3 Kartoffelpuffer, Maggi, zub. 135 g	300	1240
1 Kartoffelknödel i. Kochbeutel, Maggi	120	510
2 Roher Kloß im Kochbeutel, Maggi	220	940
1 Reiskugel „Curry", Maggi	130	540
1 Reiskugel „Risi-Bisi", Maggi	125	525
Kartoffel-Medaillons, 2 Stück, 110 g	175	750
Krokette, fritiert, 1 Stück	70	300
Pommes frites, fritiert, 150 g	320	1325
Kartoffelchips, 50 g, ölgeröstet	270	1130
Röstkartoffeln, 250 g	325	1365
Schweizer Rösti, 200 g	245	1020
1 Semmelknödel, Maggi, 100 g	115	495
1 Zwetschgenkn. m. Zimt + Zucker, 150 g	225	935
Kartoffelpuffer, TK, Iglo, 5 Stück	450	1895

Kräuter und Gewürze

	kcal	kJ
Kräuter, frisch		
Petersilie, Schnittlauch, 1 geh. KL, 2 g	1	5
Gewürze und Würzzutaten		
Hefeflocken, Edelhefe, Dr. Ritter*, 5 g	20	80
Fondor, 3 Msp., 1 g	2	10
Ganzkornsenf, Dr. Ritter, 1 geh. KL, 8 g	15	70
Ketchup, 1 geh. EL, 20 g	20	90
Ketchup light, Thomy, 1 EL, 20 g	10	50
Knoblauch, 1 Zehe, 2 g	3	12
Maggi Würze, 5–10 Spritzer, 0,5 g	0,2	1
Mango Chutney, 10 g	15	70
Meerrettich i. Tube, 1 geh. KL, 8 g	20	90
Salz, Meersalz, Jodsalz	0	0
Senf, Delikateß, Thomy, 1 geh. KL, 8 g	10	40
Tomatenmark, Thomy, 1 geh. KL, 8 g	10	45
Weißwurst-Senf, Thomy, 1 geh. KL, 8 g	10	50
Würzmischungen 1–8, Maggi, 1 Prise	2	10
Würzflüssigen, Maggi		
Knoblauch, Zwiebel, 4 Spritzer	1	5
Zitronensaft, 1 KL	2	5
Zucker, 1 Prise, 1–2 g	6	35
Zwiebelwürfel, 1 geh. KL, 10 g	8	30

* im Reformhaus erhältlich

Nüsse und Samen	kcal	kJ
Cashewnüsse, 50 g	290	1225
Erdnüsse, geröstet, 1 KL, 5 g	30	125
Erdnüsse, geröstet, 1 Beutel, 50 g	300	1280
Erdnußflocken, 10 g	50	220
Haselnüsse, 10 Kerne, 15 g	100	410
Kastanien, Maronen, 5 Kerne, 30 g	60	250
Knusper-Leinsamen, 20 g	75	310
Kokosnuß, frisch, 50 g	170	700
Kokosraspeln, getrocknet, 100 g	610	2540
Kürbiskerne, 1 EL, 20 g	120	515
Leinsamen, 1 geh. EL, 20 g	85	350
Leinsaat, Linusit, 1 EL, 25 g	95	410
Lupinensamen, 10 g	45	190
Mandeln, 10 Kerne, 15 g	90	390
Mohnsamen, 10 g	50	200
Paranüsse, 3 Kerne, 18 g	120	515
Pekannüsse, 50 g	375	1570
Pinienkerne, 50 g	340	1410
Pistazienkerne, 25 g	150	620
Sesamsamen, 10 g	55	240
Sonnenblumenkerne, 1 geh. EL, 25 g	150	625
Walnüsse, 5 Kerne, 20 g	135	565
Wasserkastanien, 50 g	40	165
Wassermelonenkerne, 10 g	55	230

Obst	kcal	kJ
Frisches Obst – pro Stück/pro Portion		
Apfel, mittelgroß, 125–150 g	70	290
Aprikose, 50 g	25	110
Banane, mittelgroß, 100–150 g	120	515
Birne, mittelgroß, 125–150 g	70	290
Dattel, 10–15 g	40	160
Erdbeeren, 125 g	45	190
Feige, 50–70 g	35	150
Grapefruit (Pampelmuse), ½, 125 g	55	225
Heidelbeeren, 125 g	105	445
Himbeeren, 125 g	60	250
Johannisbeeren, rot, 125 g	60	255
Kakifrucht, mittelgroß 250 g	175	720
Kirschen, süß, 125 g	80	345
Kiwi, exot. Frucht, 65–100 g	40	165
Mandarine, Clementine, Satsuma, 40 g	20	75
Mango, klein, ½, 125 g	85	355
Melone, Wasser-, 150 g	40	160
Mirabellen, 125 g	80	335
Orange, mittelgroß, 125–150 g	65	280
Pfirsich/Nektarine, mittelgroß, 125 g	50	200
Pflaume, 10 g	5	25
Stachelbeeren, 125 g	60	240
Weintrauben, 125 g	90	375

Obstwaren	kcal	kJ
Obstkonserven pro Port., 125 g		
Ananas, 1 kl. Scheibe, 35 g	20	80
Ananas, natursüß o. Zucker, Libby's	70	290
Apfelkompott, Apfelmus, gez.	100	415
Aprikosen, Libby's	100	440
Birnen, natursüß o. Zucker, Libby's	80	345
Frucht-Cocktail, o. Zucker, Libby's	60	250
Ingwer, 10–15 g	5	25
Kirschen	100	420
Kürbis, süß-sauer, 50 g	25	100
Mandarin-Orangen natursüß, Libby's	80	345
Oliven, grün, 20 g	25	110
Oliven, schwarz „griech. Art", 20 g	70	295
Pfirsiche, natursüß o. Zucker, Libby's	60	260
Preiselbeeren, 1 EL, 25 g	45	190
Senffrüchte, 1 EL, 25 g	30	130
Trockenobst – pro Portion – 25 g		
Backobst i. D.	70	290
Aprikosenschnitze	65	265
Dattel, 1 Frucht, 6–8 g	20	85
Feige, 1 Frucht, 30 g	75	300
Rosinen, Sultaninen, 1 geh. KL, 7 g	20	95
Studentenfutter, 25 g	125	530
Rum-Rosinen (Fertigprod.), 25 g	60	250

Nährmittel und Beilagen	kcal	kJ
pro Eßlöffel Rohgewicht		
Buchweizen, Grünkern, Grütze, 20 g	70	290
Cornflakes, Honig Pops 2 g	10	30
Graupen, 20 g	60	250
Haferflocken, 10 g	35	155
Hirse, 20 g	70	300
Popcorn, Puffreis, Rice Crispies, 2 g	10	30
Reis, Vollkornreis, 50 g, 1 Port.	175	730
Roggenkeime, grob gemahlen, 12 g	50	210
Sojaflocken, vollfett, 10 g	50	200
Weizenflocken, 10 g	30	135
Weizenkeime, Dr. Ritter*, 3 EL, 25 g	80	355
Nährmittelzub./Beilagen pro Portion		
Cornflakes mit Milch, 220 g	160	675
Dampfnudeln, 2 Stück, 100 g	335	1395
Grießklöße, 2 Stück, 225 g	390	1630
Hefeklöße, 2 Stück, 180 g	530	2225
Leberklöße, 2 Stück, 180 g	340	1440
Quinon Ganzkorn, 50 g roh	180	765
1 Reiskugel i. Kochbeutel, Maggi	130	540
Schwäbische Maultasche, 1 Stück, 50 g	85	350
1 Semmelknödel i. Kochbeutel, Maggi	115	495
Teigwaren, 50 g Rohgewicht (Vollkorn)	180	775
Diverses: Weizenkleie, 1 EL, 6 g	10	45

* im Reformhaus erhältlich

Nährmittel – Müsli	kcal	kJ
Vollkornflocken – Dr. Ritter*		
Gerstentag, 80 g	260	1095
Hirsetag, 80 g, Reistag, 80 g	290	1240
Weizentag, 80 g	275	1150
Müesli, Dr. Ritter*, pro Port., 150 g zub.		
Bircher-Müesli, ungez.	225	960
Schlemmer-Müesli, fruchtsüß	245	1040
Viel-Frucht-Müesli	235	1005
Nuß-Kern-Müesli	275	1160
Müsli – pro Port.-Packung		
Ballaststoff-Müsli, 50 g	150	640
Feinschmecker Müsli, 75 g	280	1190
Schoko Müsli, 62,5 g	250	1060
Binde- und Dickungsmittel		
Biobin*, Nestargel**, 1 g	0,3	1
Pektin-K, Dr. Ritter*, 7 g	9	37
Sahnefestiger, 1 Päckchen, 10 g	40	155
Cerealien, Nestlé, 1 zub. Port.		
Cini-Minis	180	770
Clusters	175	735
Multi Cheerios	170	715
Nesquik Knusper-Frühstück	175	750
Trio	180	755

* im Reformhaus erhältlich ** in Apotheken erhältlich 37

Brot und Backwaren

	kcal	kJ
Brot – pro Scheibe oder Stück		
Ballaststoff-Knäcke, 10 g	35	145
Blättert.-,Butterhörnchen,Croissant,45g	185	775
Brötchen, 45 g	115	485
Grahambrot, Kommißbrot, 40 g	75	315
kcal.-red. Brot, 40 g	75	320
Laugenbrezel, 50 g	150	630
Leinsamenbrot, 40 g	110	460
Mischbrot, Roggenmischbrot, 45 g	100	425
Mohn-, Kümmel- o. Salzstange, 70 g	190	800
Pumpernickel, 40 g	80	335
Roggenbrot, Roggenbrötchen, 45 g	100	420
Roggenvollkornbrot,		
Roggenschrotbrot, 45 g	95	400
Roggen-Vollkorn-Flachbrot, 10 g	40	170
Rosinenbrot, -brötchen, 45 g	125	535
Sechskornbrot, 45 g	95	405
Simonsbrot, 45 g	90	385
Steinmetzbrot, 45 g	90	385
Sojabrot, 45 g	110	455
Toastbrot, 30 g	80	340
Vollkornbrot, 45 g	95	400
Vollkorn-Toast, 30 g	70	305
Weißbrot, 40 g	100	415

Brotaufstrich, Belegte Brote kcal   kJ

Brotaufstrich, süß, pro Port., 2 KL 20 g

	kcal	kJ
„Die Fruchtrolle", o. Zucker, Tino	30	125
Erdnußmus, Haselnuß-, Mandelmus	130	560
Honig, Rübenkraut, Apfelkraut,		
Melasse	60	250
Konfitüre, Gelee, Pflaumenmus	50	215
Konfitüre, 50% kcal.-red.	25	100
Nuß-Nougat-Creme	105	440
Brotaufstrich, pikant		
„Le Parfait" Brotaufstriche, 25 g	70	285
Gänseleber-Pastete, 25 g	95	395
Milchbrotaufstrich Streichrahm, 50 g	145	610
Sardellenpaste, 1 KL, 10 g	30	120
Tartex* Vegetabile Pasteten, 25 g	60	255
Belegte Brote, „Burger" – pro Stück		
Butterbrot (Brot u. Butter)	140	590
Käsebrot	280	1170
Schinkenbrot	255	1075
Wurstbrot (Streichwurst)	250	1040
Bic Mäc, 210 g	550	2305
Cheeseburger, 120 g	320	1340
Fischmäc, 150 g	450	1885
Hamburger, 105 g	260	1090
Hamburger Royal, 205 g	560	2350

* im Reformhaus erhältlich   39

Backwaren

	kcal	kJ
Toast überbacken pro Stück		
Käsetoast mit Früchten, 110 g	255	1065
Käsetoast m. Schinken u. Früchten, 140 g	310	1310
Pasteten, Plätzli, Pizza, Baguettes		
1 Königinpastete	340	1420
1 Pizza aus der Pizzeria, Ø 24 cm	910	3795
Bistro Baguette „Hawaii", 1 Stück	280	1200
Champignon-Baguette, 1 Stück	270	1160
Salami/Zwiebel-Baguette, 1 Stück	300	1280
Kuchen und Torten pro Stück		
Apfelkuchen (Rührteig), 100 g	270	1130
Apfelstrudel, 150 g	235	985
Apfeltorte, gedeckt, Mürbeteig, 100 g	290	1210
Bienenstich, 75 g	220	925
Biskuitrolle, mit Zitronencreme, 60 g	130	545
Buttercremetorte i. D., 120 g	410	1720
Frankfurter Kranz, 55 g	200	830
Käsesahnetorte, 120 g	315	1325
Königskuchen, 70 g	250	1055
Linzer Torte, 70 g	315	1320
Marmorkuchen, 70 g	265	1115
Napfkuchen (Rührteig), 75 g	275	1150
Nußkuchen m. Schokolade, 50 g	225	940
Obstkuchen (Hefeteig), 100 g	170	710

Backwaren	kcal	kJ
Obsttorte, bel. Tortenboden, 130 g	290	1220
Quarktorte, 100 g	305	1280
Rübli-Torte, Schweiz, 120 g	340	1430
Rührkuchen, 70 g	255	1070
Sachertorte, 100 g	345	1435
Sandkuchen, 70 g	270	1120
Schwarzwälder Kirschtorte i. D., 140 g	440	1840
Streuselkuchen (Hefeteig), 70 g	275	1145
Zwiebelkuchen (Hefeteig), 100 g	210	870
Gebäck, Kaffeestückchen pro Stück		
Amerikaner, 100 g	220	915
Apfel im Schlafrock	215	900
Apfeltasche, McDonalds, 90 g	240	1010
Berliner Pfannkuchen, Kräppel, Krapfen	190	765
Blätterteigstückchen, 70 g	275	1150
Doughnut (Schmalzkrapfen), 50 g	160	665
Hefestück m. Zuckerguß, 75 g	235	980
Milch-Schnitte, 30 g	125	515
Mohrenkopf, Windbeutel, 100 g	260	1090
Plunderstückchen, m. Marzipan, 90 g	365	1525
Rosinenschnecke, 65 g	180	770
Schillerlocke m. Schlagsahne, 75 g	270	1170
Spritzkuchen, 70 g	165	690
Schweinsohren, 50 g	235	985

Dauerbackwaren – pro Stück	kcal	kJ
Baiser, 25 g	110	450
Biskuit-Plätzchen, Löffelbiskuit,		
Eiswaffel, 5 g	20	85
Butterkeks, Hartkeks, 5 g	20	90
Choclait Chips, Nestlé, 1 Chip, 2 g	10	40
Doppelkeks m. Füllung, 25 g	130	540
Erdnußflips, Erdnußflocken, 25 g	120	505
Yes Torty, Nestlé, 38 g	175	745
Kleingebäck, gemischt, 50 g	260	1080
Käsegebäck, 50 g	285	1195
KitKat, 17 g	85	360
Kräcker, 5 g	20	85
Müslikeks, 5 g	20	95
Müsli-Riegel, 1 kl. Riegel, 25 g	115	480
Nußplätzchen, 5 g	25	110
Russisch Brot, 5 g	15	55
Salzstange, Salzbrezel, 1,5 g	6	25
Schweineschwarte geröstet, 5 g	30	115
Sundy Cornflakes-Riegel, Nestlé, 36 g	180	770
Vollkornkeks, 5 g oh. Zucker	25	95
Waffel mit Schokoladenüberzug	55	230
Waffelmischung m. Creme, 10 g	50	200
Zwieback, Vollkornzwieback, 10 g	40	160
Zwiebel-Snacks, 10 g	50	215

Weihnachtsgebäck – pro Stück	kcal	kJ
Anisplätzchen, 10 g	45	180
Baseler Leckerli, 25 g	95	400
Bethmännchen, 20 g	95	390
Buttergebäck, 10 g	45	180
Dominostein, 12 g	55	230
Dresdner Stollen, Christstollen, 100 g	410	1725
Früchte-Sablé, 12 g	55	230
Früchtebrot (Rührteig), 50 g	165	695
Heidesand, 6 g	30	120
Honigkuchen, 70 g	235	990
Liegnitzer Bombe, 60 g	230	950
Makrone, 12 g	50	200
Nürnberger Lebkuchen, 40 g	165	695
Pfefferkuchen-Herz, ungefüllt, 4 g	15	65
Pfeffernuß, 6 g	20	90
Printen, Aachener, 20 g	90	380
Quarkstollen, 100 g	360	1500
Schwarz-Weiß-Gebäck, 10 g	45	180
Spekulatius, 10 g	45	190
Springerle, 10 g	35	150
Spritzgebäck, 10 g	50	215
Toll House Cookies, 20 g	90	380
Vanillekipferl, 8 g	40	170
Zimtstern, 15 g	60	260

Suppen

	kcal	kJ
Brühen, Klare Suppen, Maggi – pro 0,25 l		
Rinds-Bouillon (Würfel)	20	75
Brühwürfel	5	30
Fette Brühe	15	65
Gekörnte Brühe	5	30
Klare Brühe	15	70
Klare Fleischsuppe	15	65
Klare Hühnersuppe extra (Döschen)	35	150
Klare Suppe m. Suppengrün	15	55
Klare Gemüsebrühe, 0,15 l	10	40
Disney-Suppen – pro 0,25 l		
Gemüsesuppe	85	350
Hühnersuppe	80	345
Rindfleischsuppe	85	350
Tomatensuppe	150	635
Suppen-Drink, Maggi, 1 Tasse à 0,15 l		
Broccolicremesuppe	85	370
Champignoncreme-Suppe	140	600
Erbsensuppe mit Croûtons	70	290
Hühnersuppe mit Nudeln	25	100
Lauchcremesuppe m. Croûtons	90	385
Rindfleischsuppe mit Croûtons	35	145
Spargelcremesuppe m. Spargelst.	100	420
Tomatencremesuppe	65	285

Suppen und Soßen

	kcal	kJ
Automaten-Suppen, Maggi, 1 Becher		
Klare Fleischsuppe	20	90
Erbsen-, Ochsenschwanz-, Tomaten-	40	165
Meisterklasse-Suppen, Maggi, 0,25 l		
Grießklößchen-Suppe	75	305
Tomatensuppe Gärtn. Art	85	360
Riesenappetit-Töpfe, pro Teller, 0,25 l		
Erbsentopf mit Speck	160	675
Grüne Bohnensuppe mit Dill	125	535
Hüttensuppe „Tiroler Art"	115	485
Kartoffelsuppe mit Champignons	105	445
Linsentopf mit Speck	195	820
Nudelsuppe mit Rindfleisch	145	610
Spätzletopf mit Fleischklößchen	95	405
Soßen im Schächtelchen, Maggi,		
1 Port. fert. Soße, à 60 ml		
Bratensaft, 4 EL	30	100
Soße zum Braten, 4 EL	25	105
Sauce i. Tuben, Tartex**, 1 Port., 60 ml		
Braune Sauce, Kräuter-S., Pilz-Sauce	45	180
Fonds im Glas, Maggi, 0,15 l		
Braten Fond	45	200
Geflügel Fond	220	915
Gemüse Fond	20	95

** erhältlich: Reformhaus

Soßen, Marinaden	kcal	kJ
Fix für Salat-Sauce, Maggi, 1 Beutel, 10 g		
Gem. Salat, Gurkensalat, Ital. Art	30	130
Grüner Salat, Franz. Art, Joghurt	30	125
Salat-Dressing „du Chef", 1 BL = 2–4 Port.		
Joghurt-Kräuter; Sauerrahm	255	1085
Kräuter-Sauce „Ital. Art"	215	920
Kräuter-Sauce „Franz. Art"	270	1135
Buttermilch-Kräuter-Sauce	235	1000
Thousand Islands	160	675
Marinaden, Thomy – pro Eßlöffel		
„extra-leicht", 10% F., 25 g	45	185
Joghurt Salat-Creme, 25% F., 25 g	70	295
Feinkost-Saucen, Thomy, 1 EL, 20 g		
Chilli-Sauce	35	145
Dillrahm-Sauce	50	180
Knoblauch-Grill-Sauce	15	70
Mexikanische Grill-Sauce	20	90
Schaschlik-Sauce	20	95
Schwarze Pfeffer-Sauce	20	85
Teufels-Sauce	10	35
Zigeuner-Sauce	20	85

Soßen, Marinaden

	kcal	kJ
Les Sauces – Thomy, pro 60 ml		
Béarnaise	125	535
Béchamel	125	530
Hollandaise	155	640
Sauce à la crème	145	625
Spezial-Soßen – 1 EL, 20 g		
Cocktail-Soße	40	175
Cumberland-Soße	40	155
Frankfurter Grüne Soße	50	210
Meerrettich-Soße	50	220
Mustard-Soße	60	260
Pußta-Sauce	15	70
Sauce Tatare	75	310
Sojasauce	15	65
Tiroler-Speck-Sauce	55	230
Worchester-Sauce, 10 Tropfen	+	+
Mövenpick Salatsaucen, 1 EL, 20 ml		
French-Salad-Dressing	90	385
Italian-Salad-Dressing	95	395
Rose Island-Salad-Dressing	75	320

Mayonnaise, Ketchup	kcal	kJ
Mayonnaise, Thomy, 1 EL, 25 g		
Delikateß-Mayonnaise	185	785
Salat-Mayonnaise, 50% F.	125	520
Gourmet-Remoulade, 15 g	85	360
Remoulade, 80% F., (Tube, Glas)	185	780
Ketchup, Thomy, 1 EL, 20 g		
Tomaten-Ketchup	20	90
Tomaten-Ketchup „light"	10	45
Ein-Teller-Eintöpfe, Maggi, 1 Dose 300 ml		
Bohnentopf mit Speck	240	1010
Erbsentopf mit Speck	280	1185
Gemüsetopf	160	670
Nudeltopf mit Huhn	315	1320
Ravioli Bolognese	310	1315
Reistopf mit Huhn	240	1005
Spaghetti Napoli	210	900
5 Minuten Terrine, Maggi – pro Becher		
Broccoli-Nudeltopf m. Hühnerfleisch	220	935
Gemüse-Nudeltopf italienische Art	160	670
Grießklößchen-Topf	175	745
Hühner-Nudeltopf	150	640
Kartoffelbrei „Bauern Art"	200	845

Fertiggerichte	kcal	kJ
5 Minuten Terrine, Maggi – pro Becher		
Kartoffelbrei mit Röstzwiebeln	265	1115
Kartoffelbrei mit Fleischklößchen	190	805
Nudeltopf mit Gulasch	180	765
Nudeln in Rahmsoße	290	1230
Nudeln in Tomatensoße	205	865
Nudeltopf m. Rindfleischklößchen	125	520
Reistopf „Nasi Goreng"	270	1135
Spaghetti Bolognese	260	1095
Ein-Teller-Spezialitäten, Maggi – pro Pck. 300 g		
Cannelloni	280	1180
Chili con Carne	360	1525
Lasagne	335	1405
Paella	435	1840
Tortellini Pomodori	380	1580
Pasta „du Chef" – pro Packung 350 g		
Raviolini „Bolognese"	365	1535
Spaghetti Bolognese	375	1570
Spaghetti „Carbonara"	385	1620
Tagliatelle Toscana	435	1830
Tortellini Pomodore Panna	485	2040
Tortellini Provençale	515	2165

Fertiggerichte

	kcal	kJ
Ein-Teller-Menüs – pro Packung, 425 g		
Hühnerfrikassee	540	2250
Kasseler Schulterbraten	315	1320
Rindergulasch „Ungarische Art"	490	2055
Rinderhacksteak in Pfefferrahmsauce	545	2280
Rinderroulade „Försterin Art"	530	2215
Sauerbraten	420	1775
Schweinebraten	395	1670
Fertiggerichte TK, Buitoni, pro Pack.		
Pizza al Forno Primavera, 330 g	770	3220
Pizza al Forno Toscana, 325 g	740	3090
Buitoni Risotto, pro 50 g		
mit Krabben und Pilzen	180	755
mit Spargel	180	760
mit Steinpilzen	185	775
Lean Cuisine TK, Findus, pro Pck.		
Chop Suey m. Hühnerfleisch, 329 g	260	1095
Lasagne mit Rindfleisch, 300 g	285	1205
Kabeljau-Filet, 291 g	265	1115
Hähnchenbrust m. Gemüserisotto, 272 g	295	1245
Moussaka m. Rinderhackfleisch, 330 g	260	1090
Rindfleischstreifen Julienne, 282 g	290	1235
Balinesische Reispfanne, 300 g	300	1260
Curry-Huhn Kaschmir, 300 g	300	1260

Fertiggerichte	kcal	kJ
Pasta alla Romana, 300 g	300	1260
Veget. Fertiggerichte – Tartex*, 1 Port., 200 g		
Frikadellen, 1 Stück	45	200
Frikassee	200	845
Gulasch	245	1040
Ragout „Ungarisch", 200 g	255	1075
Ravioli, 200 g	190	800
Soja-Gericht „Burgunder Art", 200 g	175	745
Soja-Gulasch, 200 g	185	785
Vegetabiles Sugo	250	1045
Dinkel-Klößchen i. Gartengemüse 200 g	270	1110
i. Tomaten-Sauce	260	1090
i. pik. Kapernsauce	300	1230
Würstchen „Freiburgerle", 1 Stück	110	465
Würstchen „Freiburger Zwergle", 100 g	315	1330
Freiburger Weiße m. Gemüse, 100 g	320	1350
Freiburger Heiße m. Dinkel, 100 g	310	1300
Vollkorn Fertiggerichte Dr. Ritter*,		
100 g Produkt		
Tortilla-Cornies	350	1360
Grünkern-Crossies	345	1465
Vielkorn-Crossies	340	1440
Kartoffel-Cornies	300	1270

* erhältlich im Reformhaus

Vollkorn-Fertiggerichte

	kcal	kJ
Angaben pro zub. Port./Dr. Ritter*		
Cous-Cous complet	340	1460
Tortillas „Mexikanische Art", 75 g	260	1020
Vollkorn-Bratlinge (20 g), 1 Stück	70	290
Vollkorn-Hirsepuffer, 40 g	140	580
Kids Fertiggerichte, Maggi		
Angaben pro Dose		
Hühnernudeltopf		
mit Disney-Nudelfiguren, 300 ml	290	1205
Ravioli und Disney-Nudelfiguren		
in Tomatensoße, 310 g	250	1060
Spaghetti Bolognese und		
Disney-Nudelfiguren, 310 g	210	880

* erhältlich im Reformhaus

Süßspeisen und Desserts

	kcal	kJ
Süße Gerichte – pro Portion		
Kirschenmichel, 300 g	555	2320
Milchreis i. D., 300 g	390	1640
Müsli (mit Rosinen und Nüssen), 250 g	350	1465
Quarkauflauf mit Obst, 300 g	430	1800
Obstsuppe/Kaltschale, 0,25 l	140	590
Desserts, pro Portion, 125 g		
übliche Zubereitung		
Flammeri (Pudding sturzfähig)	120	505
Fruchtcreme (mit Ei u. Sahne)	240	995
Gezuckerte Beeren, 100 g	80	335
Götterspeise mit ¹⁄₁₆ l Vanillesoße	140	595
Grießflammeri mit Saft	125	525
Obstsalat, Kompott	115	490
Pudding m. Schoko-Soße	200	840
Quarkcreme m. Früchten	155	650
Rote Grütze mit ¹⁄₁₀ l Milch	190	805
Schokoladencreme mit Gelatine u. Ei	270	1135
Schokoladencreme mit Ei u. Sahne	330	1385
Vanillecreme	190	800
Weincreme	285	1200
Spezialitäten-Desserts pro Port., 125–150 g		
Birne Hélène	330	1385
Crêpe Suzette	300	1270

Süßspeisen und Desserts	kcal	kJ
Omelette surprise	305	1280
Pfirsich Melba	330	1385
Reis Trauttmannsdorff	330	1385
Salzburger Nockerln	250	1045
Tirami Su, 150 g	365	1535
Vorgefertigte Desserts, pro Port.		
Flair Creme-Dessert, Nestlé, 120 g	110	465
Fertig-Pudding – pro Becher, 125 g		
Schokoladen-Pudding	160	665
Schokopudding „Du darfst"	120	415
Vanille-Pudding	130	550
Nestlé-Desserts – pro Becher		
Doppeldecker, Pudding m. Soße, 125 g	115	480
Micky Mousse, Schoko Mousse, 100 g	170	725
Pudding + Sahne, 125 g	145	610
Nestlé Mousse au Chocolat, 100 g	185	790
Mousse Bourbon-Vanille, 100 g	175	740
Cappuccino Mousse, 100 g	180	775
Rotwein/Weißwein Mousse, 100 g	175	720
Wiener Becher Spezialitäten, 125 g	145	610

Eis

Eis	kcal	kJ
Eis – pro Portion, 75 g		
Eiscreme	150	630
Softeis, Milch-, 50 g	70	295
Eisbecher mit Sahne, Früchten	400	1675
Kleinpackungen Langnese – pro Stück		
bottermelkfresh Zitrone	150	645
Calippo Zitrone/Erdbeer	95	410
Capri	55	225
Cornetto Erdbeer	135	580
Cornetto Nuß	175	750
Diät-Becher	80	335
Domino	130	570
Ed v. Schleck	120	515
Happen	85	370
Joghurt fresh/Kirsch	170	730
Langnese Konfekt, 1 Pck.	205	875
Magnum	295	1235
Nogger Choc	300	1265
Schwarzwald Becher	170	730
Fertig-Dessert-Soßen –		
pro Port. 60 ml		
Frucht-Soße	120	505
Mokka-, Schoko-Soße	90	365

Süßwaren	kcal	kJ
Zucker, 1 geh. KL, 8 g	30	130
Kandiszucker, 1 kl. Würfel, 2 g	8	35
Traubenzucker-Täfelchen, 1 Stück, 5 g	20	85
Würfelzucker, 1 kl. Würfel, 2,5 g	10	40
Würfelzucker, 1 kl. Päckchen, 5 g	20	80
Fruchtzucker, 1 EL, 20 g	80	335
Sirup, Rübensirup, 1 EL, 25 g	75	320
Zuckeraustauschstoffe*, 10 g	24	100
Süßstoffe – Aspartame, Acesulfam,		
Cyclamat, Saccharin, Süßstoff	0	0
Schokolade – Nestlé und Sarotti		
Vollmilch, -Sahne, 1 Stück, 8 g	45	190
Crisp, 1 Stückchen, 6 g	25	110
Crunch, 1 Stückchen, 7 g	35	145
Die Weisse Crunch, 1 Stück, 4 g	20	90
Die Weisse Nestlé, 1 Stück, 4 g	20	95
Edelbitter, 1 Stück, 8 g	45	180
Sahne-Trüffel, 1 Stückchen, 8 g	45	190
Vollmilch-Noisette, 1 Stück, 8 g	45	190
Pralinen – pro Stück – i. D., 12 g	55	230
After Eight, 8 g	45	185
Mon cheri, 10 g	50	195
Rocher Praline, 12 g	75	310
Weinbrand-Kirsche, 11 g	40	160

* Zuckeralkohole (Sorbit, Xylit, Maltit u. a.)

Kakaohaltige Getränkepulver	kcal	kJ
Kakaopulver, 1 geh. KL, 6 g, Sarotti	25	95
Nesquik, 1 geh. KL, 5 g	20	80
Sonstige Süßwaren		
Bounty-Riegel, 30 g	145	600
Fondant, 1 Würfel, 15–20 g	60	255
Gummibärchen, 1 Stück, 2 g	7	30
Hanuta, 1 Stück, 22,5 g	120	515
Katzenzunge, 1 Zunge, 5 g	25	110
Kaugummi, 1 Streifen, 3,3 g	10	40
KitKat, 1 Mini, 17 g	85	360
Kokosflocken, 1 Stück, 15 g	70	280
Lakritzkonfekt, 50 g	170	710
Mars-Riegel, 60 g	275	1150
Marzipan-Riegel, 75 g	345	1430
Müsli-Riegel, 25 g	115	480
Negerkuß, 20 g	90	390
Nougat, 50 g	250	1045
Nuts-Riegel, 55 g	260	1090
Osterei, 1 kl. Schokoladenei, 5 g	25	110
Osterei „Knickebein", 1 Ei, 20 g	80	335
Osterei „Nougat", 1 Ei, 20 g	115	480
Schoko-Linsen, 1 Stück, 1,5 g	6	30
Bonbon pro Stück, 5 g, i. D.	20	85
Milch- u. Sahnekaramelle, 7 g	30	115

Getränke	kcal	kJ
Kaffee-Getränke pro Tasse,		
ohne Milch und Zucker		
Caro Instant, Caro Extra	5	25
Kathreiner-, Kornfranck Malzkaffee	6	25
Kornfranck Gold, Zichorienkaffee	5	25
Nescafé, alle Sorten und entkoffeiniert	0	0
Röstkaffee, Filterkaffee	0	0
Milchkaffee (halb Milch/halb Kaffee)	40	165
Zugaben zum Kaffee – pro Tasse		
1 Tassen-Pck. „Die Leichte 4", 7,5 g	10	40
1 Tassen-Pck. Alpensahne, 7,5 g	10	45
1 Tassen-Pck. Bärenmarke, 7,5 g	13	55
1 KL Coffee-mate, 3 g	15	70
1 KL Milli, Kaffeemilch, 3 g	20	80
1 gestr. KL Magermilchpulver, 1,5 g	5	20
1 Tuff Schlagsahne, 1 geh. EL, 15 g	45	190
Gourmet Schlagsahne, gez., 1 EL, 7 g	25	100
1 KL Milchmädchen, gezuckert, 6 g	20	85
1 kl. Würfelzucker, ½ Pck.	10	40
1 kl. Pck. Würfelzucker, 5 g	20	80
1 geh. KL Zucker, 8 g	30	130
Süßstoff (Cyclamat, Saccharin)	0	0
1 Tasse Kaffee m. Milch u. Zucker i. D.	45	180

Getränke

	kcal	kJ
Internationale Kaffeespezialitäten, pro Port.		
Café Noisette	80	335
Café au lait (ohne Zucker)	40	165
Café Brûlot	70	295
Cappuccino, Nescafé Typ	50	210
Eiskaffee, 0,2 l	415	1750
Flambierter Café	130	545
Irish Coffee, 0,2 l	430	1815
Kaiser-Mélange	185	775
Kosakenblut	205	860
Mocca Shake, Mazagran, 0,2 l	150	640
Nescafé frappé, trinkfertig, 0,33 l	240	1005
Nescafé Typ café au lait	55	225
Pharisäer	265	1115
Tee und Teegetränke – ohne Zugabe		
Früchte-, Kräutertee, Schwarzer Tee	0	0
Nestea Citrone, 150 ml	60	250
Tee-Grog, 150 ml	290	1210
Zugaben zum Tee		
1 TL flüssige Schlagsahne	15	60
1 kl. Würfel Kandiszucker, 1–2 g	5	20
1 kl. Pck. Würfelzucker, 5 g	20	80
1 TL Zitronensaft	1	5
1 Tasse Tee mit Zucker u. Zitronensaft	35	145

Getränke	kcal	kJ
Kakao-Getränke pro Portion		
Eisschokolade, 1 Glas, 0,2 l	585	2450
Feinste Heiße Schokolade, Nestlé	140	590
Kakao (Milchkakao), 0,15 l	140	590
Nesquik (Nesquik u. Milch), 150 ml	150	630
Nesquik trinkfertig 0,33 l	260	1100
Nesquik Zucker-reduziert, 150 ml	155	640
Mineral- und Tafelwasser		
Trink-Quellwasser, Vittel	0	0
Heil- und Mineralwasser	0	0
Fruchtsäfte, Nektar, pro Glas, 0,2 l		
Apfelsaft*	95	400
Aprikosen-Orangen-Nektar	120	500
Grapefruitsaft*, ungesüßt	95	400
Himbeersirup, 1 KL, 8 g	20	90
Johannisbeersaft*, schwarz, gez.	110	450
Kokosnußmilch	20	80
Orangensaft Safti, Vorlo, ungesüßt	90	375
Passionsfruchtsaft* (Maracuja-)	110	470
Pflaumensaft*, gez.	160	670
Sauerkirschsaft*	115	475
Süßmost i. D.	120	500
Traubensaft	140	575
Zitronensaft, 1 KL, 5 ml	1	5

* Handelsware

Getränke

	kcal	kJ
Limonaden und alkoholfreie Getränke		
Bitter Lemon, 1 kl. Flasche, 0,2 l	100	420
Citro-Orange, Vorlo, 0,2 l	65	270
Cola, 1 kl. Flasche, 0,33 l	145	610
Ginger Ale, 1 kl. Flasche, 0,2 l	70	295
Limonade i. D., 1 kl. Flasche, 0,33 l	160	660
Silvetta, Vorlo, 0,2 l	65	270
Tonic Water, 1 kl. Flasche, 0,2 l	60	250
Energiearme Erfrischungsgetränke		
Cola light, 1 kl. Fl. 0,33 l	1	4
deit mit Orangensaft, Zitronensaft, 0,2 l	6	22
Fanta light, 1 kl. Fl. 0,33 l	26	112
Hopfenlimonade Silvetta Dry, 0,2 l	40	160
Tonic Water, kalorienreduziert, 0,2 l	1	4
Gemüsesäfte – pro Glas, 0,2 l		
Tomatensaft	35	140
Gemüsesaft	50	215
Karottensaft	40	180
Rote-Bete-Saft	70	305
Sangrita, 5 cl	20	80
Sauerkrautsaft	25	105
Selleriesaft	65	270
Sojamilch	70	300

Getränke	kcal	kJ
Alkoholische Getränke		
Bier pro Glas, ¼ l		
Altbier; Märzenbier	120	500
Berliner Weiße, mit Schuß	150	630
Kölschbier	105	440
Pils, Exportbier	120	500
Starkbier (Doppelbock)	180	740
Weißbier; Weizenbier, 0,5 l	230	850
pro Flasche		
Bier, Vollbier, 0,5 l (Alt-, Export-, Pils)	240	1005
Diät Pils, 0,33 l	130	560
Alkoholfreies Bier, 0,25 l	60	245
Malzbier, 0,5 l	280	1180
Obstwein pro Glas		
Apfelwein, 0,2 l	75	310
Cidre (Franz. Apfelwein), 0,2 l	60	250
Johannisbeerwein, ⅛ l	95	390
Traubenwein pro Glas, ⅛ l		
Rosé	90	375
Rotwein, leichte Qualität	80	345
Rotwein, schwere Qualität	100	420
Weißwein, leichte Qualität	75	315
Weißwein, mittlere Qualität	85	370
Schorle (Weinschorle)	55	230

Getränke	kcal	kJ
Schaumwein pro Glas, 0,1 l		
Champagner	90	380
Sekt, trocken	80	335
Sekt, süß	110	460
Sekt, 1 Piccolo, 0,2 l	180	760
Südwein pro Glas, 5 cl		
Dessertwein i. D.	80	335
Madeira	60	250
Portwein i. D.	70	295
Reiswein	60	250
Sherry, Wermut, trocken	60	250
Wermut, süß	95	400
Branntwein pro Glas, 2 cl		
Aquavit, 43 Vol.-%	50	205
Campari, 25 Vol.-%	30	215
Calvados, 42 Vol.-%	45	190
Cognac, 40 Vol.-%	45	185
Gin, 45 Vol.-%	50	205
Himbeergeist, 40 Vol.-%	45	185
Irish Whiskey, 45 Vol.-%, 4 cl	100	410
Klare Schnäpse, 38 Vol.-%	40	175
Obstbranntwein 45 Vol.-%	50	205
Rum, 54 Vol.-%	60	250
Wodka, 40 Vol.-%	45	185

Getränke	kcal	kJ
Likör pro Glas, 2 cl		
Anisette, 42 Vol.-%	75	315
Cointreau, Grand Marnier, 40 Vol.-%	75	315
Likör i. D.	65	275
Eierlikör, 20 Vol.-%	60	240
Kümmel, 30 Vol.-%	60	250
Underberg, 49 Vol.-%, 1 kl. Fl., 2,5 cl	100	420
Weinhaltige Getränke pro Glas, 0,2 l		
Erdbeerbowle	200	840
Feuerzangenbowle	320	1345
Glühwein	180	755
Kalte Ente	180	755
Kullerpfirsich	200	840
Maibowle; Gurkenbowle	150	630
Rotwein-Punsch	285	1190
Sangria	200	840
Mixgetränke pro Glas		
Cocktail süß i. D., 6 cl	175	735
Cola-Rum, ¼ l	210	880
Egg-Nogg, 0,2 l	280	1175
Gin-Tonic, 0,2 l	170	715
Sekt mit Orangensaft, 0,1 l	75	315
Sorbet	250	1050
Whisky sour, 0,1 l	210	880

Partyhappen	kcal	kJ
pro Stück		
Cocktailkirsche, 3 g	8	30
Cocktailwürstchen, 10 g	30	125
Cornichon, 5 g	1	4
Ei, ½ gefülltes	65	270
Eiscreme, 1 große Kugel, 50 g	100	420
Geflügelsalat, 1 geh. EL	105	440
Gewürzgurke, 50 g	10	40
Heringssalat, 1 geh. EL	115	480
Kartoffelsalat, 1 geh. EL	120	500
Käsewürfel, 10 g	40	170
Mixed Pickles, 1 EL, 50 g	20	80
Olive, gefüllt mit 1 Mandelkern	20	70
Ölsardine, abgetropft, 25 g	60	250
Pumpernickel, 1 kl. runde Scheibe	40	155
Rollmops, 50 g	110	470
Salzbrezel, Salzstange, 1 kleine, 1,5 g	5	20
Sardellenfilet, 5 g	15	60
Schwedensalat, 1 geh. EL, 50 g	145	610
Senffrüchte, 1 EL, 25 g	30	130
Tomate, gefüllt mit Fleischsalat, 50 g	65	270
Waldorfsalat, 1 geh. EL, 50 g	185	775
Walnußkern, 4 g	30	120
Weintraubenbeere, 8 g	8	30

Sportler-Ernährung
spezielle Nahrungsergänzung

	kcal	kJ
Dr. Ritter* Fit-Drinks		
pro trinkfertige Portion á 0,25 l		
Eiweiss-Drink	240	1000
Molke-Drink	95	395
6-Korn-Drink	320	1340

Schlankheitsprodukte

	kcal	kJ
tellerfertig, Dr. Ritter*		
1 Port. = 40 g + 150 ml Wasser		
Apfel-Reis-Diät, natriumarm	160	700
Joghurt-Weizendiät „Orange",		
„Wildfrucht"	160	685
Weizendiät, geschmacksneutral		
1 Port. = 40 g + 220 ml Wasser	155	660

* erhältlich im Reformhaus